SYNDROME DE KLINEFELTER

THINGS YOU SHOULD KNOW

(QUESTIONS ET REPONSES)

Rumi Michael Leigh

Introduction

Je voudrais vous remercier et vous féliciter d'avoir acheté ce livre, « Syndrome de Klinefelter, things you should know (questions et réponses) ».

Ce livre vous aidera à comprendre, réviser, avoir une bonne connaissance générale et connaître le vocabulaire qui concerne le syndrome de Klinefelter et ses effets sur l'organisme.

Merci encore d'avoir acheté ce livre. J'espère que vous l'apprécierez!

Table des matières

Section 1

1) Qu'est-ce que le syndrome de Klinefelter ?

- Le syndrome de Klinefelter est la présence d'un chromosome X supplémentaire chez un homme.

2) Y a-t-il une possibilité d'avoir plus d'un chromosome X dans la maladie de Klinefelter ?

- Oui, il est possible d'avoir plus d'un chromosome X dans la maladie de Klinefelter.

3) Le syndrome de Klinefelter est-il une maladie génétique ?

- Oui, le syndrome de Klinefelter est une maladie génétique.

4) Le syndrome de Klinefelter est-il héréditaire ?

- Non, le syndrome de Klinefelter n'est pas héréditaire.

5) Le syndrome de Klinefelter affecte-t-il les femmes ?

- Non, le syndrome de Klinefelter n'affecte pas les femmes, il n'affecte que les hommes.

6) Une personne pourrait-elle avoir le syndrome de Klinefelter sans le savoir ?

- Oui, une personne peut avoir le syndrome de Klinefelter sans le savoir.

7) Existe-t-il un remède contre le syndrome de Klinefelter ?

- Non, il n'y a pas de remède contre le syndrome de Klinefelter.

8) Existe-t-il d'autres noms pour le syndrome de Klinefelter ?

- Oui, il y a d'autres noms pour le syndrome de Klinefelter.

9) Quels sont les autres noms du syndrome de Klinefelter ?

- D'autres noms pour le syndrome de Klinefelter incluent le syndrome XXY, la trisomie XXY et 47.

10) Les personnes atteintes du syndrome de Klinefelter peuvent-elles mener une vie normale ?

- Oui, les personnes atteintes du syndrome de Klinefelter peuvent mener une vie normale.

Section 2

1) Qu'est-ce qu'un chromosome ?

- Un chromosome est une longue molécule d'ADN qui contient le matériel génétique.

2) Qu'est-ce qu'un gène ?

- Un gène est un segment d'ADN.

3) Combien y a-t-il de paires de chromosomes dans le corps humain ?

- Il y a 23 paires de chromosomes dans le corps humain.

4) Quel est le nombre normal de chromosomes dans le corps humain ?

- Le nombre normal de chromosomes dans le corps humain est de 46.

5) Que sont les autosomes ?

- Les autosomes sont les 22 paires de chromosomes dans les 23 paires de chromosomes du corps humain.

6) Quelle est la paire de chromosomes sexuels ?

-   Les chromosomes sexuels sont la 23ème paire de chromosomes sur les 23 paires de chromosomes du corps humain.

7) Quels sont les chromosomes sexuels ?

-   Les chromosomes sexuels sont les chromosomes X et Y.

8) Quels sont les chromosomes chez un homme ?

-   Les chromosomes chez un homme sont les chromosomes XY.

9) Quels sont les chromosomes chez une femme ?

-   Les chromosomes chez une femme sont les chromosomes XX.

10) Quels sont les chromosomes d'une personne atteinte du syndrome de Klinefelter ?

-   Une personne atteinte du syndrome de Klinefelter a des chromosomes XXY.

Section 3

1) Le chromosome X supplémentaire peut-il être transporté dans le sperme ?

- Oui, le chromosome X supplémentaire peut être transporté dans le sperme.

2) Le chromosome X supplémentaire peut-il être transporté dans l'œuf (ovule) ?

- Oui, le chromosome X supplémentaire peut être transporté dans l'ovule.

3) Le syndrome de Klinefelter est-il un trouble sexuel chromosomique courant ?

- Oui, le syndrome de Klinefelter est un trouble sexuel chromosomique courant.

4) Les symptômes du syndrome de Klinefelter sont-ils toujours les mêmes ?

- Non, les symptômes du syndrome de Klinefelter ne sont pas toujours les mêmes. Les symptômes peuvent varier.

5) Quels sont les signes et symptômes du syndrome de Klinefelter ?

- Les signes et symptômes du syndrome de Klinefelter sont des os et des muscles faibles, une faible énergie, une très faible numération des spermatozoïdes, de petits testicules, une puberté absente, une puberté retardée ou incomplète, un retard d'élocution, moins de pilosité faciale, moins de pilosité corporelle, dyslexie, infertilité, de longues jambes, structure féminine de la hanche, difficulté dans les interactions sociales, etc.

6) Qu'est-ce que l'hypogonadisme ?

- L'hypogonadisme est la diminution de la production de testostérone.

7) Qu'est-ce que la dyslexie ?

- La dyslexie est une difficulté d'apprentissage. Difficultés telles que la lecture, l'écriture, l'orthographe et l'expression orale.

8) Qu'est-ce que la dyspraxie ?

- La dyspraxie est un trouble neurologique qui affecte la motricité.

9) Quel est le symptôme le plus courant du syndrome de Klinefelter ?

- Le symptôme le plus courant du syndrome de Klinefelter est l'infertilité.

10) Les signes et symptômes du syndrome de Klinefelter dépendent-ils également de l'âge de la personne ?

- Oui, les signes et symptômes du syndrome de Klinefelter dépendent aussi de l'âge de la personne.

Section 4

1) Quand les symptômes du syndrome de Klinefelter sont-ils généralement observés ?

- Les symptômes du syndrome de Klinefelter sont généralement observés pendant la puberté.

2) Qu'est-ce qui peut aggraver les symptômes du syndrome de Klinefelter ?

- La présence de plus de chromosomes X peut aggraver les symptômes du syndrome de Klinefelter.

3) Qu'est-ce que l'aneuploïdie ?

- L'aneuploïdie est un nombre anormal de chromosomes dans une cellule.

4) Qu'est-ce que la gynécomastie ?

- La gynécomastie est l'hypertrophie des seins chez l'homme.

5) Qu'est-ce que l'ostéoporose ?

- L'ostéoporose est une maladie qui entraîne une perte de densité osseuse.

6) Qu'est-ce qu'une complication majeure de l'ostéoporose ?

- L'ostéoporose peut entraîner une fracture osseuse.

7) Qu'est-ce qu'une maladie congénitale ?

- Une maladie congénitale est une maladie avec laquelle une personne est née.

8) Le syndrome de Klinefelter peut-il conduire à l'anxiété ?

- Oui, le syndrome de Klinefelter peut conduire à l'anxiété.

9) Le syndrome de Klinefelter peut-il conduire à la dépression ?

- Oui, le syndrome de Klinefelter peut conduire à la dépression.

Section 5

1) Le syndrome de Klinefelter peut-il conduire au diabète sucré ?

- Oui, le syndrome de Klinefelter peut conduire au diabète sucré.

2) Qu'est-ce que le diabète sucré ?

- Le diabète sucré est une maladie qui provoque une glycémie anormalement élevée.

3) Comment le diabète sucré est-il aussi appelé ?

- Le diabète sucré est aussi appelé diabète.

4) Le syndrome de Klinefelter peut-il entraîner des varices ?

- Oui, le syndrome de Klinefelter peut entraîner des varices.

5) Que sont les varices ?

- Les varices sont des veines élargies et tordues.

6) Les varices peuvent-elles être présentes partout dans le corps ?

- Oui, les varices peuvent être présentes partout dans le corps.

7) Le syndrome de Klinefelter peut-il entraîner une hypothyroïdie ?

- Oui, le syndrome de Klinefelter peut entraîner une hypothyroïdie.

8) Qu'est-ce que l'hypothyroïdie ?

- L'hypothyroïdie est une insuffisance de la production d'hormones thyroïdiennes.

9) Le syndrome de Klinefelter pourrait-il augmenter le risque de cancer du sein ?

- Oui, le syndrome de Klinefelter pourrait augmenter le risque de cancer du sein.

10) Le syndrome de Klinefelter pourrait-il entraîner des problèmes ophtalmiques ?

- Oui, le syndrome de Klinefelter pourrait entraîner des problèmes ophtalmiques.

11) Le syndrome de Klinefelter pourrait-il entraîner des problèmes cardiaques ?

- Oui, le syndrome de Klinefelter pourrait entraîner des problèmes cardiaques.

Section 6

1) Qu'est-ce que la testostérone ?

- La testostérone est l'hormone sexuelle masculine.

2) Qu'est-ce que la cryptorchidie ?

- La cryptorchidie est un petit testicule ou des testicules non descendants.

3) Qu'est-ce que l'hypospadias ?

- L'hypospadias est une malformation de l'ouverture du pénis.

4) Qu'est-ce que l'azoospermie ?

- L'azoospermie est l'absence de spermatozoïdes dans le sperme.

5) Qu'est-ce que l'oligospermie ?

- L'oligospermie est un faible nombre de spermatozoïdes.

6) Qu'est-ce que l'ovogenèse ?

- L'ovogenèse est la création du gamète femelle.

7) Sous quel nom l'oogenèse est-il également connu ?

- L'oogenèse est également connue sous le nom de l'ovogenèse.

8) Qu'est-ce que la spermatogenèse ?

- La spermatogenèse est la création du gamète mâle.

9) Qu'est-ce que la léthargie ?

- La léthargie est une fatigue sévère et une faible énergie.

Section 7

1) Que sont les ovules ?

- Les ovules sont les gamètes femelles.

2) Qu'est-ce que le gamète mâle ?

- Le gamète mâle est le spermatozoïde.

3) Les hommes et les femmes ont-ils des gonades ?

- Oui, les hommes et les femmes ont des gonades.

4) Quelles sont les gonades mâles ?

- Les gonades mâles sont les testicules.

5) Quelles sont les gonades femelles ?

- Les gonades femelles sont les ovaires.

6) Le syndrome de Klinefelter peut-il être diagnostiqué avant la naissance ?

- Oui, le syndrome de Klinefelter peut être diagnostiqué avant la naissance.

7) Comment diagnostiquer le syndrome de Klinefelter avant la naissance ?

- Le syndrome de Klinefelter peut être diagnostiqué avant la naissance en testant la mère.

8) Qu'est-ce que l'amniocentèse ?

-   L'amniocentèse est une procédure médicale à des fins de test qui consiste à prélever un échantillon de liquide amniotique.

9) Quelle est la fonction principale du liquide amniotique ?

-   La fonction principale du liquide amniotique est la protection du fœtus.

10) Qu'est-ce que le prélèvement de villosités choriales ?

-   Le prélèvement de villosités choriales est un test médical effectué pendant la grossesse où un échantillon de villosités choriales est prélevé du placenta afin de vérifier les anomalies dans le corps.

Section 8

1) Comment le syndrome de Klinefelter est-il diagnostiqué ?

- Le syndrome de Klinefelter est diagnostiqué par prise de sang pour analyse chromosomique, le test d'infertilité chez l'homme.

2) Qu'est-ce que le caryotype ?

- Le caryotype est l'analyse des chromosomes.

3) Le syndrome de Klinefelter peut-il conduire à des troubles auto-immuns ?

- Oui, le syndrome de Klinefelter peut entraîner des troubles auto-immuns.

4) Qu'est-ce qu'une maladie auto-immune ?

- Une maladie auto-immune est quand le système immunitaire du corps attaque le corps.

5) Quels sont quelques exemples de maladies auto-immunes ?

- Quelques exemples de maladies auto-immunes sont le lupus, la polyarthrite rhumatoïde, le syndrome de Sjögren, etc.

6) Qu'est-ce que le lupus ?

- Le lupus est une maladie auto-immune qui provoque une inflammation dans le corps.

7) Comment le lupus s'appelle-t-il aussi ?

- Le lupus est aussi appelé le lupus érythémateux disséminé.

8) Qu'est-ce que la polyarthrite rhumatoïde ?

- La polyarthrite rhumatoïde est une inflammation chronique des articulations.

9) Qu'est-ce que le syndrome de Sjögren ?

- Le syndrome de Sjögren est une maladie auto-immune qui provoque une sécheresse des yeux et de la bouche.

Section 9

1) Quelles sont les variantes du syndrome de Klinefelter ?

- Certaines variantes du syndrome de Klinefelter sont 48, XXXY, 49XXXXY, etc.

2) Qu'est-ce que le syndrome de Klinefelter en mosaïque ?

- Le syndrome de Klinefelter en mosaïque est la présence d'un chromosome X supplémentaire dans certaines cellules.

3) Quel est le caryotype le plus courant du syndrome de Klinefelter ?

- Le caryotype le plus courant du syndrome de Klinefelter est 47XXY.

4) Le syndrome de Klinefelter peut-il être traité ?

- Oui, le syndrome de Klinefelter peut être traité.

5) Quels sont les traitements du syndrome de Klinefelter ?

- Les traitements du syndrome de Klinefelter comprennent le traitement de la fertilité, la thérapie de remplacement de la testostérone, l'orthophonie, la physiothérapie, l'ergothérapie, etc.

6) Qu'est-ce que la non-disjonction ?

- La non-disjonction est l'échec de la séparation correcte des chromosomes.

7) Qu'est-ce que la méiose ?

- La méiose est la division cellulaire.

Section 10

1) Qu'est-ce que l'estradiol ?

- L'estradiol est une hormone œstrogène.

2) Comment l'estradiol pourrait-il aussi être appeler ?

- L'estradiol pourrait aussi être appelé œstradiol.

3) L'estradiol est-il une hormone stéroïde ?

- Oui, l'estradiol est une hormone stéroïde.

4) Comment sont les niveaux d'œstradiol chez une personne atteinte du syndrome de Klinefelter ?

- Les taux d'estradiol sont élevés chez une personne atteinte du syndrome de Klinefelter.

5) Comment sont les niveaux de testostérone chez une personne atteinte du syndrome de Klinefelter ?

- Les taux de testostérone sont bas chez une personne atteinte du syndrome de Klinefelter.

6) Qu'est-ce que l'hormone lutéinisante ?

- L'hormone lutéinisante est une hormone impliquée dans la puberté et le cycle menstruel.

7) Quel est le niveau d'hormone lutéinisante chez une personne atteinte du syndrome de Klinefelter ?

- Chez une personne atteinte du syndrome de Klinefelter, l'hormone lutéinisante est élevée.

8) Où est produite l'hormone lutéinisante ?

- L'hormone lutéinisante est une hormone glycoprotéique qui est produite dans l'hypophyse antérieure.

9) Où se situe l'hypophyse ?

- L'hypophyse est située dans le cerveau.

10) L'hypophyse peut aussi être appelée ?

- L'hypophyse peut aussi être appelée la glande pituitaire.

11) Quelles sont les hormones folliculo-stimulantes ?

- Les hormones folliculo-stimulantes sont des gonadotrophines produites par l'hypophyse. Les hormones folliculo-stimulantes aident à la reproduction.

12) Quel est le niveau d'hormone folliculo-stimulante chez une personne atteinte du syndrome de Klinefelter ?

- Chez une personne atteinte du syndrome de Klinefelter, l'hormone folliculo-stimulante est élevée.

Conclusion

Merci encore d'avoir acheté ce livre. J'espère que cela vous a aidé dans votre cheminement vers la compréhension du syndrome de Klinefelter et de ses effets sur le corps.

Si vous avez aimé ce livre, pourriez-vous, s'il vous plaît, le commenter et l'évaluer ? Ce serait apprécié.

Merci.

9 798493 340055